AF611058

P. DEROCQUE (de Rouen)

MÉDECIN-MAJOR DE 2e CLASSE

NOTES PRATIQUES DE CHIRURGIE DE GUERRE

UNE ANNÉE D'EXPÉRIENCE (OCTOBRE 1915-OCTOBRE 1916)

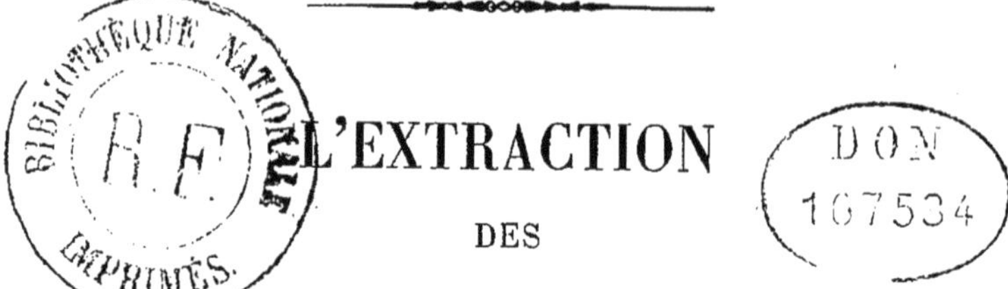

L'EXTRACTION DES CORPS ÉTRANGERS MÉTALLIQUES A LA LUMIÈRE ARTIFICIELLE SOUS LE CONTROLE INTERMITTENT DE L'ÉCRAN

TECHNIQUE — RÉSULTATS

PARIS

A. MALOINE ET FILS

27, RUE DE L'ÉCOLE-DE-MÉDECINE, 27

1917

P. DEROCQUE (de Rouen)
MÉDECIN-MAJOR DE 2e CLASSE

NOTES PRATIQUES DE CHIRURGIE DE GUERRE
UNE ANNÉE D'EXPÉRIENCE (OCTOBRE 1915-OCTOBRE 1916)

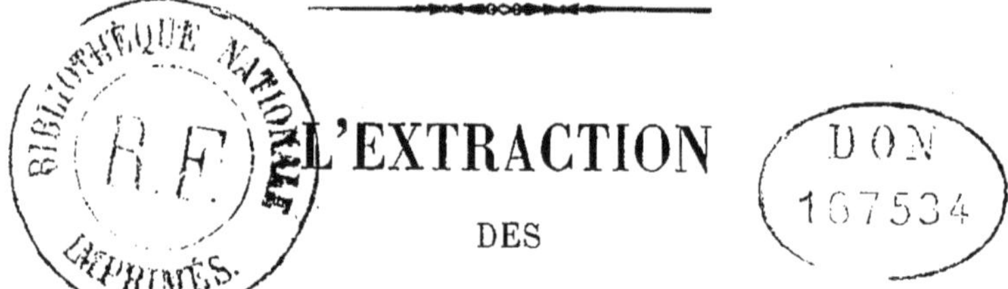

L'EXTRACTION DES CORPS ÉTRANGERS MÉTALLIQUES A LA LUMIÈRE ARTIFICIELLE SOUS LE CONTROLE INTERMITTENT DE L'ÉCRAN

TECHNIQUE — RÉSULTATS

PARIS
A. MALOINE ET FILS
27, RUE DE L'ÉCOLE-DE-MÉDECINE, 27
1917

L'EXTRACTION
DES CORPS ÉTRANGERS MÉTALLIQUES
A LA LUMIÈRE ARTIFICIELLE
SOUS LE CONTROLE INTERMITTENT DE L'ÉCRAN

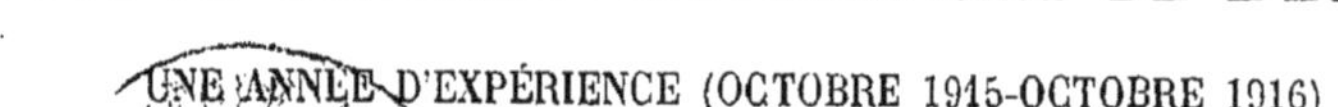

UNE ANNÉE D'EXPÉRIENCE (OCTOBRE 1915-OCTOBRE 1916)

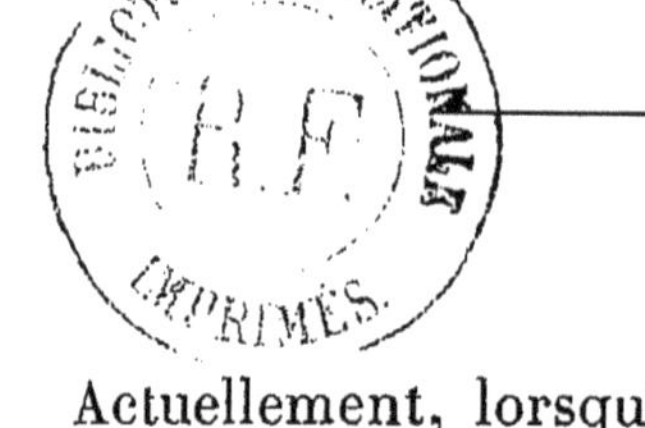

Actuellement, lorsqu'il se trouve en présence d'un blessé porteur de corps étrangers, opaques aux rayons X et non perceptibles au toucher, le chirurgien a le choix (si l'on fait abstraction de l'électrovibreur) entre trois méthodes générales :

1° *Extraction du corps étranger dans la salle d'opérations après localisation du projectile*, au moyen d'une radiographie face et profil, ou d'une radioscopie. C'est la méthode la plus simple, elle convient parfaitement aux C E superficiels où très volumineux situés dans des régions facilement accessibles. Pendant le cours de cette année, nous avons pratiqué ainsi 319 extractions.

Néanmoins, même dans des cas qui paraissent simples au premier abord, cette méthode donne quelquefois des déboires, et bien peu nombreux doivent être les chirurgiens qui n'ont jamais dû abandonner la recherche d'un projectile dont ils croyaient pouvoir se rendre maîtres facilement, ou qui pour arriver à leurs fins n'ont pas dû peiner lamentablement au grand dam du blessé.

2° *Extraction par la méthode du compas de Hirtz et de ses dérivés.* Cette méthode, d'une précision remarquable, à laquelle nous avons eu recours est passible cependant de quelques reproches. Elle nécessite la prise de deux radioscopies, la construction d'une épure, le réglage du compas, toutes manœuvres longues; lorsqu'il existe plusieurs corps étrangers dans une même région, elle devient plus difficilement applicable, surtout s'ils sont petits. Il peut arriver qu'entre la prise de la radiographie et l'opération, le corps étranger se déplace, comme cela est arrivé à plusieurs chirurgiens, l'épaisseur du muscle détendu par la narcose n'est pas la même que celle du muscle contracté au moment de la prise de la radio, le compas lui-même est difficile à stériliser, il doit être construit par des radiologistes tout à fait expérimentés et actuellement bon nombre de nos radiologues militaires, malgré leur excellente volonté, seraient incapables de faire de bons compas.

Dans nos formations de l'avant, le compas est pratiquement inutilisable, il faut repérer et extraire vite. L'extraction sous le contrôle peut être exécutée un quart d'heure après le déshabillage du blessé. Actuellement, il nous arrive d'extraire des corps étrangers qui, quatre heures avant faisaient partie intégrante d'un obus intact. Le compas entraîne une légère dépense évitée par la méthode de l'écran. Enfin, dans certaines régions, telles que l'encéphale, M. Hirtz lui-même a dû imaginer un dispositif très ingénieux permettant l'extraction sous l'écran. Nous verrons que la méthode d'extraction sous le contrôle de l'écran, à cause de sa rapidité, de sa sûreté, de sa simplicité est applicable à la presque totalité des cas.

3° L'*extraction sous le contrôle de l'écran radioscopique*. — A notre avis, cette méthode, sans exclure les autres, sans être absolument parfaite, nous semble, à l'heure présente, la méthode de choix dans la généralité des cas, à la condition que le contrôle soit intermittent.

TECHNIQUE

Le mode opératoire auquel nous avons recours, nous paraît devoir faciliter l'intervention qui est conduite de la façon suivante :

Le blessé a été précédemment l'objet d'un examen radioscopique aussi complet que possible, afin de déterminer assez exactement la profondeur du C E (à quelques millimètres près), ses rapports avec le squelette et décider quelle est la voie la plus directe, la plus commode ou la moins dangereuse pour l'aborder ; il ne s'agit pas là d'une de ces localisations géométriques qui ont éveillé depuis la guerre l'ingéniosité de tant de nos physico-radiologues, il s'agit d'une localisation *anatomique*, clinique, que n'importe quel médecin, improvisé radiologue, peut faire rapidement. On n'écarte pas a priori, la voie d'accès qui doit traverser une zone vasculo-nerveuse ; au contraire, puisqu'on est sûr de cheminer sur une route jalonnée, on n'hésitera pas, le cas échéant, à changer les rapports et si un C E est en arrière d'un paquet vasculo-nerveux il sera toujours plus facile d'inciser rapidement sur ce dernier ; on reconnaît le danger tout d'abord, c'est le meilleur moyen de l'éviter.

Le plus souvent pour la localisation (notamment

lorsqu'il s'agit des membres), il suffit d'examiner la région sous l'écran dans deux plans se coupant à angle droit; dans les cas plus délicats, lorsqu'il n'est pas possible de faire un examen radioscopique de profil (thorax, épaule, hanche, périnée) on emploie la méthode des triangles semblables en déplaçant l'ampoule. Une pointe de feu superficielle marque le centre de l'incision future et facilitera au moment de l'intervention la mise en place du blessé par rapport à l'écran.

L'opération doit avoir lieu dans une salle spéciale, vaste, aérée, pourvue d'un lavabo à eau stérilisée, à parois unies, et débarrassée de tous les objets récoltant la poussière qu'on trouve habituellement dans les salles de radio. Tout l'appareil sera autant que possible placé dans une armoire ou mieux disposé dans une petite pièce voisine communiquant par un guichet. L'éclairage se fait au moyen de deux ampoules de 25, logées dans une cage à parois latérales et supérieures métalliques formant réflecteur et à paroi inférieure constituée par une plaque de verre bleu violacé. Une prise de courant permettrait, le cas échéant, d'éclairer momentanément le champ opératoire au moyen d'une baladeuse.

On nous a quelquefois objecté la difficulté d'adaptation. Je n'ai, non plus que ceux qui ont sous ma direction pratiqué l'extraction sous le contrôle intermittent, jamais été gêné par le manque d'adaptation et cependant plusieurs d'entre mes camarades appréhendaient ces difficultés avant d'opérer.

1. Le dispositif dont je me suis servi a été exécuté avec le concours très précieux de M. Rolland, ancien élève de l'Ecole Normale supérieure, et modifié depuis par M. Hennequin, qui a apporté à ce dispositif quelques améliorations heureuses. (Voir fig.)

Le blessé sera placé sur une table d'opérations[1] radiologique recouverte d'imperméable ou mieux d'une mince plaque en aluminium et portant au-dessous de la tablette un chariot mobile dans tous les sens sur lequel est fixée l'ampoule munie d'un diaphragme et bien protégée latéralement.

Sur le côté du chariot opposé à celui où se tient le chirurgien, est fixé un poteau métallique supportant l'écran. Celui-ci se déplace donc en même temps que l'ampoule et leurs positions respectives sont réglées de telle façon que le centre du diaphragme corresponde à celui de l'écran lorsque celui-ci est horizontal. L'écran ainsi fixé au chariot et mobile avec lui peut pivoter autour d'un axe horizontal, ce qui permet de lui faire occuper à volonté une situation horizontale au-dessus de la région à opérer ou de le relever verticalement contre son support en dégageant complètement cette région.

Ces mouvements d'abaissement ou de relèvement peuvent être commandés très facilement par le chirurgien au moyen d'une pédale fixée au chariot ; cette pédale agit en même temps par un mécanisme très simple sur l'interrupteur électrique situé près de celle-ci[2]. L'éclairage de la région à opérer est donc solidaire de la position de l'écran ; dès que celui-ci commence à se relever, les lampes s'allument pour s'éteindre dès que l'écran perd sa position verticale.

Le blessé est donc placé sur la table radiologique, l'écran est muni d'un champ stérilisé, taillé spécialement, qui garnit la face inférieure et ses bords. Une

1. De plus, avec notre nouveau dispositif, le chirurgien peut également, à son gré, d'un coup de coude, agrandir ou rétrécir instantanément le champ lumineux, et, au moyen de la pédale, il peut donner ou interrompre les rayons X. (Voir fig.)

pression de quelques secondes sur la pédale permet de placer exactement la région à opérer au centre du champ lumineux et de donner un coup d'œil au corps étranger qu'on se propose d'enlever. Une tige coudée à angle droit est maintenue de telle sorte que son extrémité se projette sur le corps vulnérant, le manche est relevé et la branche verticale doit se projeter sur ce corps.

Cette manœuvre plus longue à décrire qu'à exécuter, demande à peine quelques secondes, la lumière est faite, on incise jusqu'à ce qu'on arrive à la profondeur présumée du projectile.

Un coup d'œil sous l'écran montre si l'on est dans la bonne direction ou s'il faut rechercher dans une direction voisine ; on utilise comme repère la ligne coudée à angle droit, ou un écarteur (genre speculum ani) coudé à angle droit manié par le chirurgien lui-même. En plaçant cet écarteur perpendiculairement, on a une sorte de long canal qui, lorsque l'instrument est régulièrement tenu, se présente sur l'écran sous forme d'un disque sombre au centre duquel se trouve projeté le corps étranger entouré d'un disque clair.

Il est rare que l'opération se prolonge après cette manœuvre ; le plus souvent un coup de pointe ou de sonde cannelée, une prise dans les mors d'une longue pince coudée et l'opération est terminée.

Sinon, on peut faire tourner le blessé légèrement à gauche ou à droite et se rendre compte de la profondeur des tissus à traverser, on reprend alors l'opération comme précédemment.

Dans les cas relativement rares ou pour une raison quelconque (trajet préexistant, impossibilité de voir le projectile dans certaines positions) ; on ne peut aborder le projectile par une incision située sur la verticale passant par le rayon normal, on procède de la façon suivante : On marque l'endroit où l'on doit pénétrer, on incise, ou l'on introduit une pince, s'il existe un trajet très récent ; lorsqu'on arrive dans le voisinage du corps étranger, on introduit la pince, si cela n'est déjà fait, on abaisse l'écran ; l'orifice du diaphragme qui doit toujours être maintenu aussi réduit que possible est momentanément agrandi et l'ampoule déplacée parallèlement à la pince. D'après le déplacement relatif de l'ombre de la pince et de celle du CE, on déduit facilement la position respective de ceux-ci ; suivant le cas, le bec de la pince est tourné en haut[1] ou en bas et le C E saisi entre les mors et extrait facilement.

En suivant cette pratique, pour peu qu'un chirurgien ait une vue normale, il peut extraire des projectiles métalliques en n'utilisant les rayons X et, par conséquent, en ne s'exposant à leur effet nocif que pendant *quelques secondes* au plus, c'est-à-dire que les dangers de radiodermite imputés à la méthode, sont pour ainsi dire inexistants ; du reste quand l'ampoule est disposée au bon endroit et quand le diaphragme est *réglé de façon à n'éclairer que la région limitée par le champ opératoire*, le chirurgien n'a

1. J'attire l'attention des débutants sur ce fait que l'on est toujours tenté de supposer le CE plus profond que la pince et qu'on a toujours tendance à le chercher « au plancher » alors qu'il se trouve « au plafond ». Il est préférable de ne procéder à l'extraction, dans ces conditions, que lorsqu'on est bien en possession de la méthode d'extraction sous le contrôle intermittent ; la recherche des projectiles par la voie transversale étant très sensiblement moins facile que la recherche par la voie verticale.

jamais à mettre les mains dans le faisceau de rayons cathodiques, il n'y place que la tige métallique coudée, la main qui tient cette tige restant à l'abri du diaphragme.

Il nous semble préférable, dans l'opération sous le contrôle de l'écran, que le chirurgien ne soit pas aveugle aux rayons cathodiques et ne soit pas obligé, pour guider son bistouri, de recourir à un aide muni d'une cagoule radioscopique comme le font Wullyamoz, Lobligeois, Bouchacourt et d'autres. Celui qui tient le couteau, doit pouvoir, à tout instant, se rendre compte par lui-même de ce qu'il a fait, et de ce qui lui reste à faire sans avoir recours à cet aide supplémentaire, dirigeant son bistouri incertain; il doit être capable de voir de ses yeux et pouvoir jeter, de temps en temps, le coup d'œil du maître.

Nous trouvons également avantage à ce que le chirurgien commande son éclairage et puisse, à volonté, mobiliser l'écran sans le secours d'un étranger.

Il juge opportun de se rendre compte de la situation du corps vulnérant; sans prononcer une parole, sans perdre un instant, d'un coup de pédale il place l'écran, interrompt la lumière et avertit ainsi le radiographe qu'il ait à donner les rayons[1]. Le repère trouvé, le pied est levé, la lumière se fait, l'écran se lève et l'opération continue. Un aide pour le chloroforme, un autre pour donner les rayons peuvent à la grande rigueur suffire; en dehors d'eux, un seul aide pour écarter les lèvres de la plaie.

1. Avec le nouveau dispositif que nous employons, il peut même se donner les rayons sans le secours du manipulateur ou du radiographe.

On a pu reprocher au procédé d'extraction des projectiles, sous le contrôle de la radioscopie, la difficulté pour le chirurgien de réaliser une asepsie rigoureuse. Avec notre dispositif, la manœuvre de l'écran étant effectuée d'une façon mécanique par le chirurgien lui-même, cet écran étant recouvert d'un champ stérile ne peut avoir aucun contact ni avec le blessé, ni avec les objets avoisinants. Dans ces conditions, l'asepsie se trouve réalisée comme dans une intervention normale.

Les débutants ont toujours une tendance à commencer l'opération dans la chambre claire et, s'ils ne trouvent pas le projectile, à recouvrir le blessé à champs stériles, à le faire transporter dans la salle de radio. En agissant ainsi, on risque de s'infecter ou d'infecter le champ opératoire; on commence l'opération non adapté et on est gêné par l'incision déjà faite ce qui souvent n'est pas celle qu'on aurait pratiquée à la salle de radio. On a créé des fausses routes, le temps a passé, on a perdu tout le bénéfice de la méthode : simplicité, rapidité, absence de dégâts.

Agir ainsi est antichirurgical, antiscientifique; ce n'est pas de l'extraction contrôlée.

RÉSULTATS

Le nombre de projectiles recherchés par nous ou devant nous par nos élèves dans le courant d'une année (oct. 1915, oct. 1916) a été de 961, chez 430 blessés; sur ce nombre 959 ont été extraits, ce qui donne une proportion d'insuccès d'environ 2 pour 1000. Ces insuccès ont eu lieu dans les conditions suivantes :

Dans un cas (obs. 21) le blessé avait été passé rapidement à l'écran et on avait reconnu l'existence de plusieurs petits éclats qu'on avait localisés dans la région lombo-sacrée. Trois d'entre eux furent enlevés, un quatrième recherché ne put être extrait ; au cours de l'intervention on se rendit compte qu'il était situé immédiatement en avant de la colonne vertébrale et inaccessible.

Dans un second cas (obs. 307), il s'agit d'un blessé arrivé dans le coma pendant une période d'encombrement. Depuis plusieurs semaines aucun radiologue n'était affecté à la formation. Dès son arrivée, le blessé est porté sous l'écran; on constate l'existence de trois corps étrangers céphaliques, deux intracérébraux à environ $0^m,04$, de l'orifice fait par ces projectiles. Ces deux corps sont enlevés très facilement par une pince introduite par l'orifice après nettoyage, excision du cuir chevelu, etc. Le troisième qui paraissait être dans le sinus maxillaire droit fut recherché par une plaie existant sur la face dorsale du nez, près du pli naso-génien droit. A ce moment on se rend compte que le projectile n'est pas du côté droit, mais je ne puis le localiser exactement et rapidement. En raison de l'état du blessé qui mourut quelques heures plus tard, de la non localisation par un radiologue, j'arrête l'intervention.

Le nombre des projectiles que l'on peut extraire chez un même blessé en une seule séance, sous le contrôle intermittent, est parfois assez grand ; chez mes opérés :

249 fois le projectile était unique, soit environ dans la moitié des cas.

70	fois	il existait	2	projectiles.
37	»	»	3	»
20	»	»	4	»
18	»	»	5	»
11	»	»	6	»
6	»	»	7	»
7	»	»	8	»
5	»	»	9	»
2	»	»	10	»
3	»	»	11	»
1	»	»	12	»
1	»	»	15	»

Soit, en moyenne, un peu plus de deux projectiles par blessé.

Parmi les éclats multiples, il en est qu'il eût été difficile d'enlever, sans le contrôle de l'écran, en une seule séance.

Obs. 11. — 5 éclats : 1 intrapulmonaire à 0 m. 05 de profondeur; 1 dans le muscle sous-scapulaire; 1 entre les côtes et le rhomboïde; 1 dans les muscles épitrochléens; 1 dans le brachial antérieur. Ces deux derniers ont été recherchés par l'incision de la ligature de l'humérale; le paquet VN récliné en dehors, on cherche le projectile interne; après réclinaison en dedans du paquet VN, on procède à l'extraction du projectile externe.

Obs. 30. — 7 projectiles à la face postérieure de la cuisse gauche.

Obs. 33. — 3 éclats dans la cuisse : 1 à 0 m. 02, 2 à 0 m. 06. Poids 0.85, 0.70, 0.08.

Obs. 60. — 4 éclats dans le vaste interne du bras, dont 2 pesant 0.95 et 0.90.

Obs. 72. — 7 éclats : 1 derrière le grand trochanter gauche, 3 dans la cuisse (un interne, un externe), 1 près de l'acromion, les 2 autres au poignet et à la main; le poids de ces éclats variant de 0 gr. 03 à 1 gr. 50.

Obs. 84 — 2 éclats de 0.25 et 0.09 : l'un entre le tendon d'Achille et le calcaneum, l'autre dans l'épaisseur du tendon d'Achille.

Obs. 86. — 8 éclats, dont 5 dans la même cuisse; le plus volumineux pesant 0.90.

Obs. 93. — 7 projectiles, dont 4 à l'avant-bras, le plus volumineux ne pesant pas 0.14.

Obs. 123. — 5 éclats, tous contenus dans le biceps brachial. Poids variant de 0.85 à 0.02.

Obs. 127. — 10 éclats, dont 2 à la main, 2 au creux

poplité, 3 à la jambe, 3 au pied. Poids variant de 0.15 à 3.75.

Obs. 137. — 8 projectiles de poids variant de 0.35 à 0.01, tous situés dans la jambe et le pied.

Obs. 147. — 11 projectiles de poids variant de 0.90 à 0.05, dont 3 près de la membrane interosseuse de la jambe, 6 au pli du coude et les muscles épicondyliens.

Obs. 166. — 5 projectiles : poids 0.40, 0.15, 1.05, 0.30, 0.15; les uns situés en avant, les autres en arrière de l'acromion.

Obs. 186. — 5 projectiles de poids inférieur à 0.70, tous au voisinage du fémur à l'union du 1/3 moyen et du 1/3 supérieur.

Obs. 193. — 9 éclats, dont 1 dans la fosse sus-épineuse, 2 dans le muscle sous-scapulaire; 3 dans la cuisse, au voisinage du fémur; 2 dans l'avant-bras, dont 1 au voisinage du ligament interosseux, 1 dans la main.

Obs. 194. — 3 projectiles dans la cuisse, 2 externes, 1 antérieur.

Obs. 218. — 5 projectiles, dont 2 intra-orbitaires de 0 m. 025 de profondeur. Poids 0.70 et 0.20.

Obs. 250. — 9 débris de schrapnel, dont 7 dans le bras.

Obs. 256. — 5 éclats de 2 gr. 10, 1 gr., 0.10, 0.15, 0.04 dans les muscles de la cuisse.

Obs. 269. — 9 projectiles dont un pesant 4 gr. 10 et les autres pesant de 0 gr. 35 à 0 gr. 04; — 4 d'entre eux étaient dans la cuisse, le plus profond contre le fémur.

Obs. 273. — 8 éclats dont 5 dans le deltoïde et deux au-dessus et en dehors de la coracoïde.

Obs. 372. — 9 projectiles dont 4 dans la fesse au

niveau de l'échancrure sciatique; 3 en avant du nerf du même nom; 1 sur le côté; 1 dans la région sacrée; le plus gros pesant 0 gr. 20.

Dans 16 cas, il m'est arrivé d'extraire plus de projectiles que l'examen antérieur n'en avait montré.

Obs. 131. — Un éclat d'obus de 1 gr. 70 avait été enlevé à 0 m. 08 de profondeur dans la fosse iliaque interne en intervenant par la fesse et par un orifice de trépanation de l'os coxal; après extraction de ce premier projectile, on se rend compte qu'il en existait un second qui est extrait de la même façon. Poids 0 gr. 10.

Obs. 179. — Deux fragments d'un même schrapnell très peu distants se projetant l'un contre l'autre (jambe) et n'avaient, lors de l'examen antérieur, donné qu'une seule image.

Obs. 192. — Un projectile avait été repéré dans le creux poplité; celui-ci enlevé, on se rend compte de la présence d'un second qui est enlevé. Poids 3 gr. 50. — 2 gr. 05.

Obs. 193. — Après extraction de la cuisse de 2 CE de poids moyen, on se rend compte qu'il en existe un tout petit au contact du fémur; l'écran en permet l'extraction.

Obs. 208. — 2 gros éclats de 1 gr. 80 et de 6 grammes sont enlevés dans la fosse iliaque externe. Au cours de l'opération, on en aperçoit un troisième qui est enlevé. Poids 0 gr. 10.

Obs. 209. — Un très gros éclat 27 grammes (inclus près de l'articulation coxo-fémorale); l'examen à l'écran permet d'en découvrir un second qui est extrait aussitôt. Poids o gr. 75.

Obs. 247. — Après extraction à la partie inférieure du bras gauche d'un éclat pesant o gr. 3o; on en voit 2 autres minuscules qui sont enlevés. Poids o gr. 02 et o gr. 01.

Obs. 23o. — L'examen radioscopique n'avait révélé la présence que d'un éclat au-dessus et en dehors de la coracoïde. On constate qu'il en existe 2 autres. Poids 2 gr. 4o. — o gr. 6o. — o gr. o5.

Obs. 31o. — 3 projectiles avaient été localisés à la face externe du genou ; 4 sont enlevés. Poids o gr. o5 à o gr. 20.

Obs. 313. — Un éclat de 1 gr. 20 avait été trouvé dans la région sous-scapulaire ; après extraction, on constate l'existence d'un second projectile pesant o gr. 3o.

Obs. 358. — Un très gros éclat avait été extrait en arrière et en dehors de l'humérus ; après son extraction, on se rend compte qu'il en existe sous le deltoïde un petit qui avait passé inaperçu lors de l'examen radioscopique.

Obs. 365. — Un gros éclat avait été enlevé au niveau de l'épine de l'omoplate qu'il avait fracturée; un second éclat non reconnu précédemment est extrait. Poids o gr. 7o.

Obs. 4o2. — Un projectile avait été repéré dans la profondeur des muscles antérieurs de la cuisse. Après extraction (poids o gr. 25), un second est aperçu et extrait. Poids o gr. 1o.

Obs. 4o8. — Un fragment d'enveloppe de balle avait été extrait dans l'orbite en dedans de la paroi externe. Poids 1 gr. 5o. Un autre pesant o gr. 20, non entrevu au repérage, fut enlevé immédiatement.

Obs. 419. — Un éclat de 1 gr. 30 extrait dans les muscles de la région A E de la jambe. On en vit un second non reconnu au repérage. Poids 0 gr. 50. Un troisième non reconnu également fut extrait au niveau du foyer de fracture.

Obs. 427. — Après extraction d'un éclat pesant 1 gr. 90 dans le calcanéum, on en voit un second qui est extrait. Poids 0 gr. 10.

Avec l'extraction sous le contrôle intermittent, on peut enlever les corps étrangers accessibles, si minimes soient-ils.

Sur 950 :

98 n'ont pas été pesés.

305 étaient d'un poids sup. à 1 gr.

144	étaient	d'un poids inf. à	1 gr.	et sup. à	0 gr. 50
186	»	»	0 gr. 50	»	0 gr. 20
112	»	»	0 gr. 20	»	0 gr. 10
110	»	»	0 gr. 10	»	0 gr. 01
4	»	»	0 gr. 01		

Parmi les petits éclats enlevés, je retiendrai surtout celui de l'observation 33 :

Il s'agissait d'un soldat blessé quinze jours auparavant. Cet homme accusait de l'engourdissement de la main lorsqu'on appuyait sur la face antérieure du poignet, mais n'avait pas de paralysie dans le domaine du médian. Mise à nu de ce nerf sur lequel rien n'indiquait une lésion. Sous l'écran, une ponction avec un ténotome très fin permit l'extraction avec, je pense, le minimum de dégâts d'un éclat pesant o gr. o2.

A part les projectiles de l'abdomen, surtout les multiples ayant entraîné des lésions qui, par elles-mêmes, laissent très loin derrière elles la gravité de la présence d'un corps étranger et nécessitent un traitement tout à fait spécial (lésions du grêle) et de certaines articulations, telles que le genou, dont la lésion demande une ouverture large qui permet de rechercher « à livre ouvert » le projectile, on peut dire que l'extraction des corps étrangers non superficiels sous le contrôle intermittent est indiqué dans la plupart des cas.

Je ne parle pas des projectiles des **membres** où cette méthode est la seule qui ne puisse pas compter d'insuccès.

Chacun sait la difficulté qu'on éprouve parfois à aller pêcher un projectile dans la **fesse** ou la profondeur des muscles lombaires. Nous en avons recherché et extrait 77 chez 55 blessés.

Parmi ces observations, nous relevons :

Obs. 20. — 4 projectiles furent enlevés, dont le plus gros pesait 1 gr. 25 et le plus petit o gr. o6. Les plus petits étaient situés entre l'ischion et le petit trochanter.

Obs. 27. — Au cours de l'intervention, on dut lier la fessière qui avait été sectionnée par le projectile.

Obs. 82. — Projectile de o gr. 20 à o m. o3 de profondeur.

Obs. 130. — Projectile de 0 gr. 80 à 0 m. 05 de profondeur.

Obs. 177. — Projectile de 0 gr. 40 au voisinage de l'échancrure sciatique.

Obs. 359. — Projectile de 0 gr. 80 à 0 m. 08 de profondeur.

Obs. 363. — Projectile de 0 gr. 90 à 0 m. 08 de profondeur.

Obs. 372. — 9 projectiles. (Voir plus haut, p. 16.)

L'aisselle est une région où la recherche des projectiles est parfois malaisée ; nous n'avons eu l'occasion de la pratiquer que 10 fois pour 13 projectiles.

Obs. 27. — 2 projectiles étaient situés dans l'aisselle, immédiatement en arrière du paquet VN ; l'autre beaucoup plus profondément. Ils furent extraits avec une grande facilité.

Obs. 323. — Un éclat de 0 gr. 85 était situé en arrière de la racine antérieure du médian.

Obs. 380. — 2 projectiles, l'un au sommet de l'aisselle, contre la paroi postérieure, à 0 m. 05 de profondeur ; l'autre était susclaviculaire.

Obs. 421. — Sur 6 projectiles, 3 pesant respectivement 0 gr. 20, 0 gr. 25, 0 gr. 15 étaient dans l'aisselle.

Pour les projectiles axillaires, comme du reste pour la plupart des projectiles du bras, il est commode de placer le blessé non sur la table radiologique, mais sur une petite table placée à angle droit, seul le membre à opérer étant sur la table porte-ampoule.

Au **cou**, 20 projectiles ont été enlevés ; parmi ceux-ci :

Obs. 28. — 1 sous le sterno-mastoïdien près des vaisseaux.

Obs. 156. — 1 dans les muscles prévertébraux; incision le long du bord antérieur du sterno-mastoïdien, réclinaison du paquet V N en dehors, et des conduits aéro-digestifs en dedans.

Obs. 203. — Région carotidienne droite. Projectile, 0 gr. 25.

Obs. 316. — Un projectile dans le sinus formé par l'apophyse épineuse de la septième cervicale et l'apophyse transverse de celle-ci.

Chez le blessé de l'observation 327, on avait dans une formation sanitaire précédente extrait plusieurs éclats en diverses parties du corps; on avait laissé un gros projectile de 3 gr. 30 situé en avant d'une apophyse transverse. Incision sur le bord postérieur du sterno-mastoïdien, réclinaison des nerfs du plexus brachial en avant et extraction du projectile immédiatement en avant de l'apophyse transverse de la quatrième vertébrale.

Obs. 362. — Extraction au moyen d'une pince par le trajet d'un C. E. pesant 0 gr. 35 et situé contre la colonne cervicale.

Parmi les projectiles les plus intéressants enlevés dans l'**extrémité céphalique :**

Obs. 60. — Petit éclat derrière le condyle du maxillaire.

Obs. 205. — Blessé présentant une hémiplégie complète avec aphasie, extraction à 0 m. 02 dans le tissu cérébral d'une petite esquille des dimensions d'un grain d'avoine, tatouée par des débris de schrapnell et prise pour un projectile. Cette esquille n'avait pas été éliminée lors du lavage de la plaie au sérum chaud.

Obs. 218. — Extraction de 2 éclats. Poids 0 gr. 70, 0 gr. 20 situés à 0 m. 025 de profondeur sous le globe oculaire, guérison sans aucune parésie.

Obs. 315. — Débris de schrapnell. Poids 0 gr. 35 dans le cunéus gauche, entré par le vertex et ayant entraîné une amaurose complète. Une fraise est appliquée au point où le projectile est le plus près de la paroi, extraction avec le mininum de délabrement cérébral au moyen d'une pince très fine.

Obs. 321. — Éclat de 0 gr. 30 très profondément situé dans l'orbite.

Obs. 330. — Éclat de 0 gr. 80 entré par la région frontale gauche et logé dans le lobe gauche du cervelet, blessé dans un état semi-comateux avec hémiplégie et aphasie.

Trépanation médiane sous le contrôle intermittent des rayons, ponction de la dure-mère cérébelleuse, introduction d'une pince très fine qui saisit immédiatement le projectile, suture de la dure-mère après excision des bords touchés par le corps étranger; on s'occupe ensuite de la plaie frontale.

Obs. 331. — Il s'agit d'un blessé adressé par le docteur Godéchoux, d'Amiens; une radiographie exécutée par le docteur Farcy avait montré l'existence d'un schrapnell qui, après avoir pénétré par l'orbite droit dont il avait fait éclater le globe oculaire, était venu se loger dans l'étage moyen du crâne, en arrière du sommet de l'orbite gauche, après avoir très probablement sectionné le chiasma, amaurose complète, enophtalmie. Avec l'aide des docteurs G. et F., décollement du périoste de la face supérieure de l'orbite; trépanation du sommet de celui-ci en dehors de la fente sphénoïdale, extraction du schrapnell qui, selon toutes probabilités, avait décollé la dure-mère sans pénétrer dans le tissu cérébral. Suture des paupières; blessé évacué une quinzaine de jours plus tard sans avoir présenté le plus léger trouble.

Obs. 335. — Éclat d'obus pesant 4 grammes situé dans l'espace maxillo-pharyngien gauche. Opéré avec l'aide du docteur Delobel, de Lille. Incision du pilier antérieur près du voile du palais; extraction avec une pince coudée.

Obs. 408. — Un éclat localisé en dedans de la paroi externe de l'orbite. Après extraction de cet éclat, on en voit deux autres qui sont extraits. Poids 0 gr. 20 pour les deux.

De plus, il existait un autre éclat dans la paupière.

Malgré une série de plus de 200 crânes pendant les mois d'août et septembre 1916, j'ai eu peu souvent l'occasion de pratiquer l'extraction contrôlée des projectiles, (12 fois). Cela tient à ce que, avant de procéder à l'extraction, je pense qu'il est bon de trépaner le blessé (aussi économiquement que possible), et lorsque la dure-mère est ouverte, laver abondamment sous un jet de sérum chaud. Le nombre de projectiles, de débris vestimentaires, d'esquilles ainsi rejetés par le cerveau est considérable et diminue d'autant le nombre des corps étrangers à rechercher. D'autre part, étant donné la nature même du cerveau, lorsqu'il s'agit de projectiles très profonds, surtout s'ils sont petits, les manœuvres, quelque prudentes soient-elles, faites pour les rechercher constituent un danger plus grand que la présence même de ce projectile s'il semble toléré.

Pour les projectiles anciens de la **paroi thoracique** situés sous l'omoplate, je tiens à signaler que l'extraction sous le contrôle intermittent, permet d'enlever les corps étrangers par trépanation du scapulum, ce qui offre le gros avantage de ne pas faire de sections musculaires; après incision de la peau, écartement des fibres du sus ou du sous-épineux suivant les cas; on donne un coup d'œil, on poinçonne l'os au niveau du projectile. Application d'une fraise de diamètre convenable, dilacération des fibres du sous-scapulaire, puis pêche du projectile sans avoir sectionné une fibre musculaire et sans avoir nui, en quoi que ce soit, à la statique du bras, ce qui se produit lorsqu'on intervient en sectionnant les insertions musculaires sur les bords du scapulum (Obs. 52, 59, 193, 200, 239, 367, 368, 375).

Parmi les projectiles **intra-thoraciques**, celui de l'observation 12 a été enlevé à 0 m. 05 de profondeur; dans une même séance un fut enlevé entre les côtes et le rhomboïde, un autre sous le bord interne de l'omoplate, deux au coude.

Dans l'observation 78, un gros éclat de 8 grammes intra-pleural se déplaçait de 0 m. 07 à 0 m. 08 sous nos yeux, il fallut le « tirer au vol ».

Le projectile de l'observation 148 pesait 0 gr. 85, était à 0 m. 06 de profondeur dans le parenchyme.

Celui de l'observation 122 était dans le médiastin contre la paroi droite du péricarde à 0 m. 06 de profondeur.

Dans l'observation 387, le projectile était logé non dans le poumon, comme on s'en aperçut au cours de l'opération, mais dans l'épaisseur du diaphragme à droite. Résection costale, le diaphragme est saisi, incisé, l'extraction pratiquée très aisément. Poids, 1 gr. 60.

Le projectile de l'observation 417 était un fragment de balle pesant 0 gr. 80. Au moment où on le saisit, ce projectile qui était entre les deux feuillets glissa entre ceux-ci et dut être recherché à plusieurs centimètres plus loin.

Au point de vue technique, j'ai tantôt fixé le poumon à la paroi avant d'inciser; tantôt créé délibérément un pneumo-thorax. A la vérité aucun des procédés ne m'a paru offrir de gros inconvénients.

Quatre projectiles avaient déterminé des lésions à la fois **thoraciques** et **abdominales**.

Dans un cas je dus après résection costale, attirer le diaphragme au voisinage de la plaie, le suturer, puis inciser le diaphragme et après m'être rendu compte qu'il n'existait pas de lésions intestinales ou vasculaires on saisit le projectile dans un paquet d'adhérences épiploïques et on pratiqua l'extraction.

Projectiles abdominaux. — Je considère que l'extraction des projectiles intra-abdominaux ne doit pas, en principe, être faite dans la salle d'opérations radiologiques. Cependant je pense que certains projectiles véritablement intra-abdominaux mais non intra-peritonéaux peuvent être enlevés par cette méthode.

Ce sont les corps étrangers de la fosse iliaque interne ou du psoas qu'on extrait après trépanation de l'os iliaque (Obs. 104, 131, 140, 312, 324, 341, 386). Opération très simple, très rapide, faisant peu de délabrements.

D'autres projectiles chez des blessés dont la blessure remonte à un long temps sont parfois justiciables également de la méthode alors qu'on peut établir avec une sécurité absolue l'absence de toute inondation péritonéale septique.

Enfin, parmi les projectiles **intra-rachidiens** ou présacrés enlevés par la voie transacrée l'un d'eux (obs. 12), concernait un jeune soldat qui avait été soigné pendant longtemps pour « tétanos chronique ». L'extraction d'un éclat intra-rachidien mais extra-dure-mérien de la région lombaire fit disparaître son « tétanos ».

Vingt-sept projectiles recherchés et enlevés par nous avaient déjà fait antérieurement l'objet de tentatives d'extraction dans des formations sanitaires précédentes.

Obs. 191. — Sur 8 éclats, 2 existaient à la main droite. Le blessé avait été endormi et des 8 éclats, dont 6 au genou et 2 à la main droite, ceux de la main droite avaient été recherchés en vain comme le démontraient les incisions faites.

Il en était de même pour le blessé de l'observation 192 : 5 éclats, dont 1 entre deux côtes, les autres au coude, à la cuisse, au creux poplité. La plupart de ces éclats avaient été recherchés, mais non extraits.

Obs. 200. — Gros projectile sous-scapulaire recherché en vain après localisation radioscopique ainsi qu'en faisait foi la fiche de diagnostic. (Extrait par trépanation de l'omoplate).

Obs. 254. — Le blessé est arrivé portant outre les traces d'une laparatomie, une incision dans la région lombaire gauche. On extrait, en quelques secondes, sous le contrôle intermittent des rayons, les 2 éclats qu'on avait recherchés en vain (fiche) et qui étaient l'un dans la région sacro-lombaire gauche, l'autre dans l'os iliaque gauche. L'extraction sous le contrôle faite 15 jours plus tôt aurait évité à ce blessé les ennuis d'une laparatomie qui d'ailleurs n'eut aucune suite, et l'aurait rendu à la vie militaire beaucoup plus tôt.

Obs. 260. — Éclat de 19 grammes dans le muscle iliaque gauche. L'éclat repéré à l'ambulance de X..., le blessé avait été endormi, la plaie avait été débridée et... l'éclat laissé.

Obs. 275. — Éclat de l'épaule gauche près de la tête humérale. Cette blessure avait été débridée et le projectile laissé. Il fut enlevé par une pince sous le contrôle intermittent, en quelques secondes.

Obs. 276. — Deux éclats de la nuque repérés dans une ambulance voisine. Le blessé avait été endormi, une opération (?) avait été faite. Sous le contrôle intermittent, deux éclats l'un de 0 gr. 35, l'autre de 6 gr. 30 furent enlevés.

Obs. 327. — On avait dans une ambulance voisine extrait des éclats au bras gauche. Un éclat de 3 gr. 30 situé en avant de l'apophyse transverse de la 4e cervicale avait été laissé.

Obs. 329. — Éclat d'obus pesant 1 gr. 65 entré en dedans du chef claviculaire du sterno-mast. gauche et venu se loger derrière la clavicule droite en avant du dôme pleural. Une incision sous-claviculaire avait été pratiquée dans une ambulance voisine, la recherche avait été abandonnée, comme en faisait foi la fiche dont était porteur le blessé. Extraction faite en quelques secondes par une pince introduite doucement par le trajet.

Sur le même blessé 4 projectiles du pied recherchés (en raison des incisions faites à leur niveau) n'avaient pas été trouvés. Ils pesaient de 0 gr. 05 à 0 gr. 89.

Obs. 340. — La plaie de l'épaule de ce blessé avait été largement débridée, mais on avait laissé un éclat de 1 gr. 30. Au bras, foyer de fracture débridé, esquillotomie faite. Éclat de 0 gr. 70 laissé dans le foyer.

Obs. 343. — Éclat au niveau de la partie supérieure du trou obturateur, tentative d'extraction antérieure sans succès. Extraction par le trajet fait lors de cette opération.

Obs. 345. — Balle de fusil dans l'angle costo-vertébral droit recherchée en vain antérieurement par une longue incision.

Obs. 348. — Gros éclat de 11 gr. 50 en arrière de la tête de l'humérus dans l'articulation scapulo-humérale, recherché en vain antérieurement.

Obs. 366. — Deux petits éclats de 0 gr. 45 et de 0 gr. 04 trouvés dans un foyer osseux dans lequel antérieurement ces projectiles avaient été recherchés.

Pour quelques-uns de ces projectiles, la localisation avait été faite avec grand soin, les points de repère marqués sur la peau étaient exacts, le nom du chirurgien qui avait signé la fiche était garant de sa valeur.

On peut invoquer l'encombrement, la nécessité de faire vite mais une laparotomie faite avec grand soin n'a-t-elle pas demandé plus longtemps (obs. 254) que l'extraction par le trajet en quelques secondes qu'il a fallu pratiquer quelques jours plus tard.

Dans l'extraction sous le contrôle intermittent, le plus long est la localisation qui cependant n'a pas besoin d'être faite avec la précision que demande le chirurgien qui sera tout à l'heure abandonné à lui-même dans la salle d'opération et je suis persuadé que si les mêmes chirurgiens qui ont « raté » ces projectiles avaient eu une installation et s'ils avaient pu pratiquer l'extraction sous contrôle après repérage par le même radiologue, je n'aurais pas eu à intervenir une seule fois. La plupart de ces cas étaient faciles. De plus, dans l'ensemble, ces mêmes chirurgiens auraient passé pour l'extraction de ces projectiles beaucoup moins de temps qu'ils n'en ont passé à les rechercher en vain et c'est là un gros avantage.

En résumé, la méthode d'extraction contrôlée permet d'enlever les corps étrangers si *minimes* soient-ils, à moins que logés dans une région tout à fait dangereuse. Grâce à elle le cas échéant, on peut rechercher et dans ce cas on doit extraire des corps dont le poids est de l'ordre du milligramme.

La mobilité du projectile dans une cavité qui peut, dans certains cas, être une contre-indication à la méthode de Hirtz ne gênera en rien le chirurgien qui pratique l'extraction contrôlée; de même son déplacement au cours des manœuvres opératoires ne change en rien le résultat final.

La multiplicité des projectiles est une indication formelle; dans un de nos cas l'extraction de 5 corps étrangers chez le même blessé s'est exécutée en moitié moins de temps que n'aurait exigé à lui tout seul le réglage cinq fois répété du compas.

A l'encontre de la méthode du compas, l'extraction contrôlée permet au cours d'une opération de récliner largement les organes gênants sans s'occuper des repères placés sur la peau et d'aborder le projectile par une voie indirecte.

La situation d'un corps étranger peu volumineux dans un faisceau musculaire pouvant être déplacé au cours d'une opération peut nécessiter une opération longue et entraînant des délabrements inopportuns. Au contraire, si l'on recherche ce corps avec le contrôle de l'écran, l'intervention se trouve facilitée.

La plupart des régions peuvent être abordées par cette méthode, poumon, fesse, rachis, etc.

Simple, sûre, rapide, exposant le blessé au minimum de délabrements, permettront l'asepsie absolue, telle est la méthode de l'extraction contrôlée.

Un seul reproche général peut lui être adressé : elle est interdite à ceux dont l'appareil visuel est insuffisant ou insuffisamment compensable.

Amb. 238. — Déc. 1916.

79 236. — Paris, Imprimerie Lahure, 9, rue de Fleurus.

EXTRACTION DES CORPS ETRANGERS
SOUS LE CONTROLE INTERMITTENT DES RAYONS X

LÉGENDE

A. Cadre porte-écran.
B. Écran.
C. Poulie du câble commandé par la pédale.
C'. Poulie du ressort compensateur.
D. D'. Câbles réglables (la distance entre la table et l'écran se règlent à volonté par la longueur des câbles).
E. Ressort compensateur.
F. F'. Contrepoids réglable.
G. Contact " lumière ".
H. Contact " Rayons ". (N. B. L'abaissement de la pédale éteint la lumière. Pendant le temps court de la bascule, l'obscurité règne qui permet l'adaptation. Les rayons apparaissent seulement lorsque l'écran est horizontal).
I. Coulisseau de la pédale.
J. Ressort élévateur de la pédale. (N. B. Ce ressort, dès qu'on s'appuie sur la pédale supprime les rayons, et donne immédiatement la lumière.)
K. Pédale.
L. Pied à billes.
M. M'. Poulies de câble de la pédale.
N. Plaque de butée réglable pour la verticale et l'horizontale.
O. Pièce de butée pour l'horizontale.
P. P'. Manœuvre du diaphragme. Des deux côtés.
Q. Chariot pour ampoule. (N. B. L'écran se déplace toujours solidairement avec l'ampoule, de sorte que celle-ci est toujours centrée sur le milieu de l'écran.)
S. Colonne de soutien du cadre de l'écran. L'axe du cadre se déplace sur la colonne pour les différentes distances de la table.
T. Auge renversée. (Réflecteur.)
U. Verre teinté (violet bleu).
X. X'. Enrouleur automatique du conducteur à l'ampoule

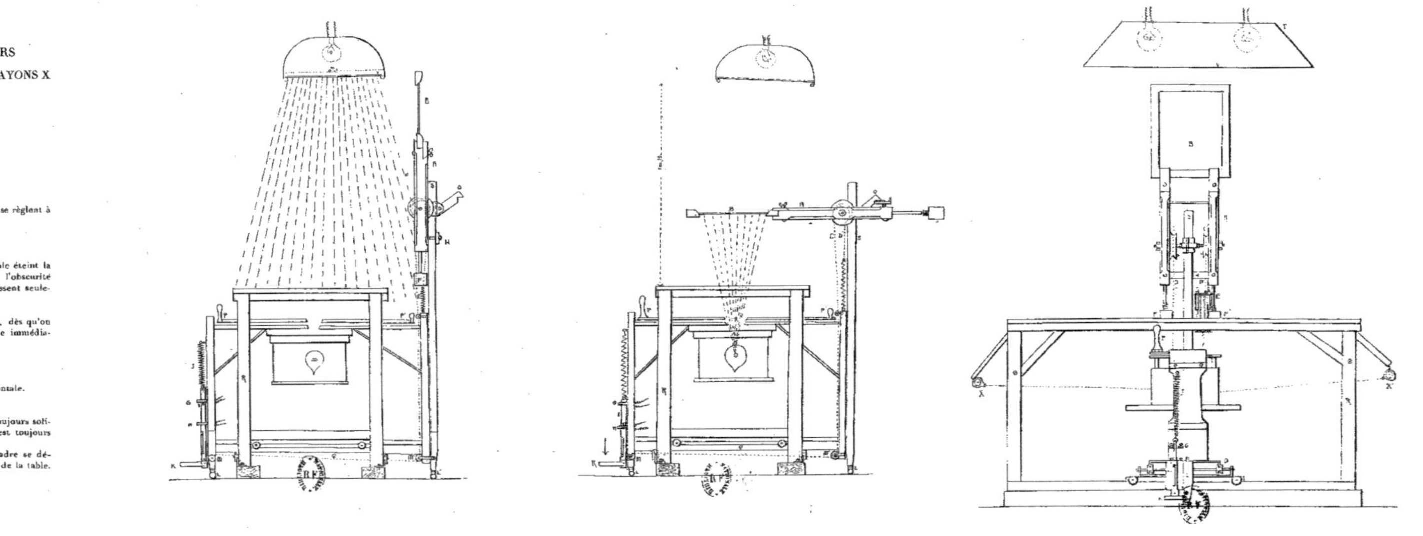

www.ingramcontent.com/pod-product-compliance
Ingram Content Group UK Ltd.
Pitfield, Milton Keynes, MK11 3LW, UK
UKHW020357250726
13967UKWH00005B/2338